CONTRIBUTION A L'ÉTUDE

DES

NÉVROSES INTESTINALES

PAR

Le Dr R. BLANCHET

DE LA FACULTÉ DE MÉDECINE DE PARIS
ANCIEN EXTERNE DES HOPITAUX
ANCIEN EXTERNE DE LA CLINIQUE BAUDELOCQUE (ACCOUCHEMENTS)
MÉDAILLE DE BRONZE DE L'ASSISTANCE PUBLIQUE

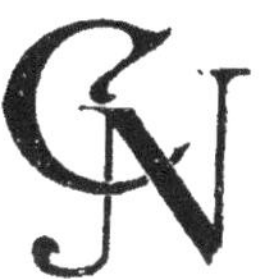

PARIS
C. NAUD, ÉDITEUR
3, rue Racine, 3

1901

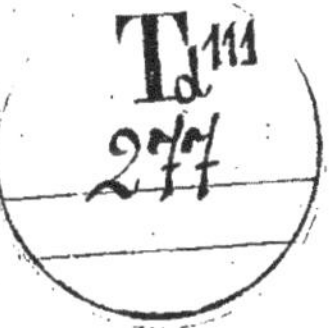

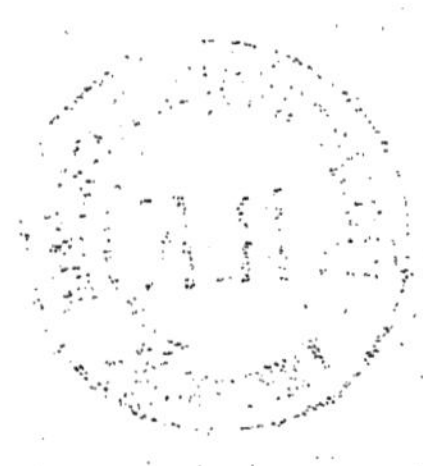

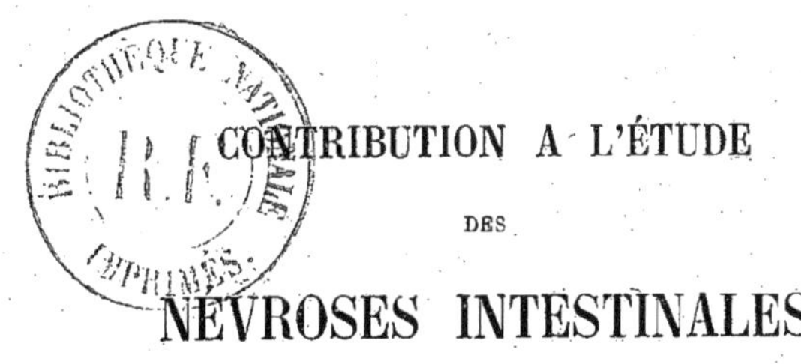

CONTRIBUTION A L'ÉTUDE
DES
NÉVROSES INTESTINALES

CONTRIBUTION A L'ÉTUDE

DES

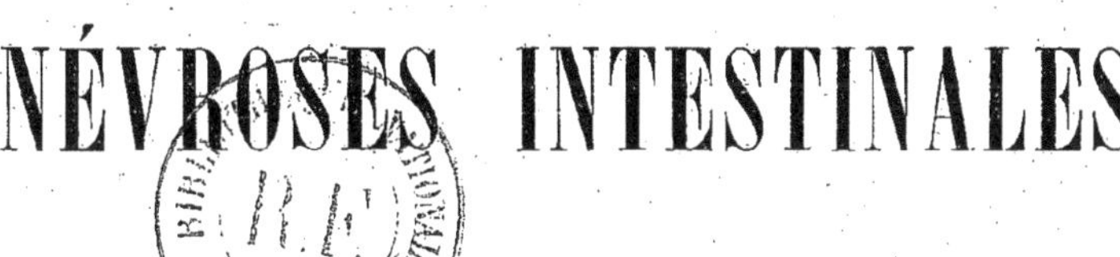

NÉVROSES INTESTINALES

PAR

Le Dr R. BLANCHET

DE LA FACULTÉ DE MÉDECINE DE PARIS

ANCIEN EXTERNE DES HOPITAUX

ANCIEN EXTERNE DE LA CLINIQUE BAUDELOCQUE (ACCOUCHEMENTS)

MÉDAILLE DE BRONZE DE L'ASSISTANCE PUBLIQUE

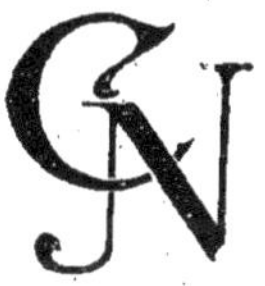

PARIS

C. NAUD, ÉDITEUR

3, rue Racine, 3

1901

A LA MÉMOIRE DE MON PÈRE

A MA MÈRE

PRÉFACE

Avant d'aborder ce travail, nous tenons à exprimer nos remerciements aux maîtres qui ont dirigé notre éducation médicale.

Tout au début, nous avons suivi l'enseignement clinique de M. le Dr Cuffer ; nous le remercions de ses leçons qui ont été la base de nos connaissances en médecine générale.

Nous sommes heureux aussi de pouvoir compter parmi nos maîtres, M. le professeur Kirmisson, dont nous avons été l'externe à l'hôpital Trousseau ; nous lui devons nos meilleures connaissances en chirurgie infantile.

Nous remercions aussi M. le Dr Muselier, des leçons qu'il nous a données dans son service à Lariboisière.

Notre dernière année d'externat s'est écoulée à la clinique Baudelocque, dans le service de M. le professeur Pinard. Son enseignement pratique et éclairé a fait de cette dernière année l'une des plus fécondes. Notre maître peut être assuré que nous n'oublierons pas plus cet enseignement que sa bienveillance à notre égard.

Que M. le professeur Debove veuille bien agréer l'assurance de notre profonde reconnaissance, pour l'honneur qu'il nous fait, en acceptant la présidence de notre thèse.

INTRODUCTION

Les troubles nerveux protopathiques de l'intestin ne paraissent pas avoir attiré d'une façon sérieuse l'attention des cliniciens, pas plus que celle des nosologistes, et cependant quoi de plus fréquent, non pas à l'hôpital, mais en ville. Il n'y a pas un médecin qui ne soit susceptible de voir quelques cas et cela est très compréhensible si l'on songe au surmenage, à la fatigue, aux secousses nerveuses et morales qu'entraîne la vie agitée des grandes villes ; et c'est bien cette cause de fatigue nerveuse qui fait comprendre la rareté de cette affection dans la basse classe de la société. Il y a parmi celle-ci des travailleurs au sens physique du mot mais non des gens dont le cerveau est toujours surmené, toujours en état d'imminence morbide ; la névrose est donc une affection des villes plutôt que de l'hôpital et c'est ce qui nous pousse à faire ce travail d'autant plus que par une rare exception, nous avons pu en noter scrupuleusement un cas à l'hôpital.

Nous avons dit que les névroses intestinales sont assez fréquentes ; rien de plus vrai, et cela se conçoit aisément si l'on songe à l'innervation particulièrement importante de cet organe et à l'influence profonde qu'exercent sur toutes les fonctions digestives les modifications fonctionnelles ou organiques du système nerveux central. Malheureusement à l'heure actuelle nos connaissances sur ce sujet sont très rudimentaires ; nous allons essayer d'en donner un court résumé.

Le tube digestif du cardia au rectum est rattaché au système nerveux directement par les pneumogastriques, indirectement par le grand sympathique (Regnard et Loye, *Progrès médical*, 18 juillet 1885). Les filets du pneumogastrique étant connus, nous insisterons un peu plus sur les filets sympathiques qui suivent, pour arriver de la moelle à l'intestin, un trajet assez complexe. Ils prennent naissance dans la moelle et sortent sous forme de fines fibres à myéline par les racines antérieures et par les racines postérieures ; par les rami communicantes et les tractus sympathiques ils arrivent, après un trajet plus ou moins long, jusqu'aux ganglions (ganglions de la chaîne latérale, ganglions du plexus solaire, ganglions du plexus d'Auerbach et de Meissner situés dans la paroi même de l'intestin). Dans ces ganglions sympathiques chaque filet se ramifie autour d'une cellule nerveuse et de cette cellule nerveuse part enfin une fibre de Remak sans myéline allant jusqu'à l'estomac ou l'intestin.

Ce qui caractérise le système sympathique, en effet, c'est l'existence d'un relai cellulaire et d'un seul sur le trajet que parcourt l'influx nerveux de la moelle à l'organe périphérique (Langley) ; il n'y a d'exception à cette règle que pour quelques grosses fibres à myéline, probablement à fonctions sensitives, qui se terminent, chez le chat dans des organes semblables aux corpuscules du tact (Kœlliker) et qui prennent naissance dans les ganglions rachidiens latéraux (Ch. Roux).

Ajoutons que les ganglions sympathiques sont des centres reflexes importants ; aussi, d'une façon générale, le grand sympathique représente un système d'innervation complexe dont les arcs reflexes et les centres ganglionnaires disposés en arcades superposées, sont, en définitive, reliés à la moelle par les fibres nerveuses qui cheminent dans les rami communicantes.

L'influence du système nerveux central n'est probablement pas indispensable à la motilité de l'estomac et de l'intestin, si l'on en croit Von Mering ; après section des pneumogastriques et ablation du plexus solaire la motricité gastro intestinale reste parfaite. En tout cas le fait que le tube digestif peut à la rigueur jouir d'une vie indépendante du système nerveux central n'empêche nullement qu'à l'état normal le pneumogastrique et le grand sympathique aient sur l'intestin une action importante bien discutée encore à l'heure actuelle.

Dans les traités de physiologie (Langlois, Varigny et Hédon), on décrit les mouvements péristaltiques et antipéristaltiques de l'intestin ; on admet que le froid, l'anémie, les aliments, l'acide carbonique dans le sang, la nicotine, la caféine, la muscarine, les purgatifs produisent une exagération des mouvements péristaltiques, et, qu'au contraire, l'opium, la morphine, la belladone diminuent et peuvent arrêter les mouvements péristaltiques ; on admet encore que l'excitation du pneumogastrique provoque des contractions intestinales et que l'excitation du splanchnique provoque au contraire un arrêt de ces contractions

(Pfluger). En somme, on admet une innervation motrice donnée par le pneumogastrique et une innervation sensitive vaso-constrictive et inhibitoire de l'intestin donnée par le splanchnique (Nasse).

Telles sont les idées classiques, mais les recherches modernes ont montré que les effets de l'excitation du pneumogastrique et du splanchnique ne sont pas constants. Le pneumogastrique a pu, dans un certain nombre de cas, arrêter les mouvements de l'estomac et de l'intestin, en particulier, lorsque les mouvements ont été très exagérés par l'injection de pilocarpine ; d'autre part, le splanchnique peut, dans certains cas, augmenter les mouvements péristaltiques, et même s'il les fait cesser, il ne faudrait pas conclure dans tous les cas à un effet inhibitoire. Comme l'ont noté Legros et Onimus, Courtade et Guyon, Pal, l'arrêt des mouvements péristaltiques sous l'action du grand splanchnique peut aussi résulter de l'augmentation de la tonicité des fibres circulaires de l'intestin ; en effet si on dissocie par inscription graphique les mouvements de la couche musculaire à fibres longitudinales des mouvements de la couche musculaire à fibres circulaires, on constate que outre, cette action d'arrêt, qui est commune pour les deux couches, le grand sympathique a une action différente sur la couche longitudinale dont il provoque le relâchement et sur la couche circulaire dont il provoque au contraire la contraction tonique ; l'effet inverse, c'est-à-dire la contraction des fibres longitudinales et le relâchement des fibres circulaires ne s'observe qu'exceptionnellement lorsque l'intestin mal irrigué a perdu une partie de sa tonicité normale (Courtade et Guyon).

Erhmann au contraire admet que le splanchnique serait inhibiteur pour les fibres circulaires et moteur pour les fibres longitudinales ; le pneumogastrique aurait une action inverse et serait moteur pour les fibres circulaires inhibiteur pour les fibres longitudinales. Longet dit avoir provoqué les contractions intestinales par des irritations chimiques du plexus solaire, mais seulement pendant la digestion.

Wertheimer a pu démontrer l'existence de fibres inhibitrices dans le pneumogastrique et dans le splanchnique par ses recherches sur l'inhibition reflexe des mouvements de l'estomac et de l'intestin sous l'influence de l'excitation du bout central du sciatique.

Morat par une excitation électrique ou mécanique portée sur la surface extérieure de l'intestin, ce qui fait que l'excitation atteint plus facilement le plexus ganglionnaire, a fait apparaître une double onde de contraction, l'une descendante péristaltique, l'autre ascendante antipéristaltique et, il admet avec Bourch, que l'excitation des nerfs de l'intestin varierait dans les espèces animales et même chez les individus, suivant la proportion variable de ces deux sortes de fibres nerveuses.

Enfin des recherches récentes dues à Langley n'ont pas confirmé cette loi de l'innervation croisée.

On a essayé de déterminer plus haut dans la moelle et dans le cerveau, les centres mêmes qui, par l'intermédiaire du pneumogastrique et du splanchnique, ont une action sur l'intestin.

Pal a indiqué dans la moelle un centre modérateur de l'intestin dans la partie inférieure dorso-lômbaire de la moelle ; au-dessous de ce centre d'arrêt il y en aurait encore d'autres ; ainsi si l'on enlève à un chien la portion terminale de la moelle, on voit apparaître des mouvements spontanés de l'intestin et les effets excitateurs du pneumogastrique se trouvent accrus. L'intestin est innervé par le pneumogastrique et le splanchnique ; le premier de ces nerfs est le nerf moteur, le deuxième, un nerf d'arrêt ; les filets nerveux d'arrêt prennent leur origine dans les couches corticales du cerveau ; car, si l'on fait la section du bulbe sur un chien, on détermine une diminution passagère du tonus d'arrêt de l'intestin ; au lieu d'immobilité, il présente des mouvements.

Le centre du nerf splanchnique se trouve situé au niveau de l'union des portions cervicale et dorsale de la moelle ; il existe cependant dans la moelle d'autres centres d'arrêt ; il y a quelques années Jacobi a émis la théorie suivante que le centre d'arrêt des mouvements intestinaux aurait son siège dans les capsules surrénales ; Pal ne confirme pas cela ; par exemple, si l'on extirpe la partie inférieure de la moelle dorsale et de la moelle lombaire après section du nerf splanchnique, l'intestin du chien présente des mouvements spontanés comme celui du lapin ; d'autre part, la suppression des centres d'arrêt des mouvements intestinaux a pour effet de raccourcir la période de latence qui s'écoule entre l'excitation du pneumogastrique et le début des mouvements de l'intestin.

Betcherew et Mislawsky ont vu sur le chien que les centres moteurs ou inhibiteurs se trouvent dans le gyrus sigmoïdien ; l'excitation de la région occipitale du cerveau provoque des contractions intestinales, il en est de même d'ailleurs des couches optiques.

L'innervation vaso-motrice de l'intestin est encore peu connue ; les nerfs vaso-moteurs arrivent à l'intestin presque uniquement par les filets sympathiques ; il faut signaler toutefois que le pneumogastrique contient des filets vaso-constricteurs pour l'estomac et vaso-dilatateurs pour l'estomac et l'intestin.

François Franck et Hallion ont repris l'étude des vaso-moteurs de l'intestin à l'aide d'un nouvel appareil basé sur le principe volumétrique et permettant à l'aide d'un appareil enregistreur avec lequel il est mis en communication de se rendre compte des modifications de la circulation survenant sous l'influence d'une excitation des vaso-moteurs ; les recherches faites avec cet appareil ont montré à MM. François Franck et Hallion que les rameaux vaso-constricteurs des vaso-moteurs amenés à l'intestin par la splanchnique, apparaissent dans les rameaux communiquants à la hauteur de la 4e ou 5e vertèbre dorsale ; que les vaso-dilatateurs apparaissent dans les rameaux communiquants à la hauteur des 11e, 12e vertèbres dorsales et de la 1re lombaire et au-delà, et qu'à côté de ces vaso-moteurs, on en trouve d'autres qui arrivent avec le pneumogastrique, du bulbe.

Les réactions réflexes des vaso-moteurs intestinaux sont très intenses ; une excitation des nerfs cutanés produit une vaso-constriction de l'intestin grèle et une vaso-dilatation du colon ; l'excitation d'un nerf sensitif viscéral, par exemple, l'excitation des filets pulmonaires amène une vaso-dilatation dans l'intestin et dans le rein ; enfin pour ne rien oublier, disons que d'après les recherches de

Cavazzani et de Manca, le pneumogastrique serait vaso dilatateur et le splanchnique vaso-constricteur de la veine porte.

L'innervation secrétoire de l'intestin est bien peu connue; la fameuse expérience de Moreau où après section des nerfs qui se rendent à un segment d'intestin, on voit ce segment se remplir de liquide, n'a qu'un rapport indirect avec la question qui nous occupe ; dans cette expérience en effet, Moreau provoquait une vaso-dilatation intense, de sorte que, s'il ne se produisait pas une exsudation séreuse, sans intervention de l'épithélium, les conditions secrétoires étaient tout à fait modifiées, la preuve en est dans le peu d'action de l'atropine, ce poison inhibitoire des glandes qui ralentit au début mais n'empêche pas cette exsudation.

Thiry, d'autre part, avait constaté que l'excitation ou la section des vagues n'avait aucune influence ; Budge, en extirpant le plexus cœliaque ou le plexus mésentérique, observa une abondante exsudation ; ce résultat a été contredit par Adrian Lamansky et Radzikjewski.

L'intestin est sensible ; il suffit de se rappeler l'influence de l'air froid, de la chaleur, de l'électricité, de la bile, des aliments, des irritations mécaniques ou chimiques, qui produisent des mouvements pour voir que l'intestin est sensible à de nombreuses influences. Mais où passent les nerfs sensibles ? Est-ce par le splanchnique, est-ce par le pneumogastrique ; autant d'inconnues ; il semblerait qu'il faille plutôt faire intervenir ici le splanchnique ; en effet, d'après Courtade et Guyon, l'excitation du grand splanchnique amène une dilatation réflexe du cardia ; de même l'excitation du sympathique abdominal provoque une sécrétion réflexe de la glande sous-maxillaire (Gley).

Enfin, d'après Cl. Bernard, l'extirpation du plexus solaire s'accompagne souvent de réactions motrices dans les membres inférieurs, surtout lorsque le bulbe est coupé, c'est-à-dire lorsque l'excitabilité de la moelle est exagérée.

Ces préliminaires exposés entrons directement dans la question.

HISTORIQUE

—

Les affections nerveuses, ou pour mieux dire les névroses intestinales, n'ont pas beaucoup exercé la sagacité clinique des médecins, il semble qu'on ait systématiquement laissé de côté ces manifestations importantes névrosiques pour ne s'attacher exclusivement qu'aux manifestations intestinales accompagnées de lésions, qu'à leur pathogénie souvent si complexe. De plus la bactériologie étant venue se surajouter, les microbes, les infections, les toxines, le chimisme intestinal a tout absorbé, ce qui a fait qu'on a laissé un peu de côté les manifestations purement fonctionnelles jusqu'à nouvel ordre. Car enfin il peut arriver pour les névroses intestinales ce qui est arrivé pour d'autres névroses considérées jusqu'ici comme des névroses pures et qu'on a été obligé plus tard de rattacher à un processus anatomo-pathologique ; Nissll n'a-t-il pas décrit des altérations des cellules ganglionnaires dans des cas de névrose typique ? Redlich n'a-t-il pas fait voir une prolifération de la névroglie le long des vaisseaux de la moelle ? Schumans et Bikeles n'ont-ils pas rencontré des altérations du système nerveux dans le cas de névrose traumatique. En est-il de même pour les névroses intestinales ou en sera t-il de même? peut-être oui, peut-être non. Il se pourrait qu'il en fut ainsi, si l'on songe que les phénomènes de névrosisme sont plutôt l'apanage des arthriques c'est à dire de personnes ralenties par nutrition, en imminence continuelle d'intoxication par suite de produits toxiques non brûlés et non éliminés par l'organisme et pouvant à la longue retentir sur le système nerveux et surtout sur le primum movens de cet appareil si délicat, c'est à dire la cellule nerveuse. De plus, il résulte des recherches faites par Biernacki, que la coagulation du sang est bien souvent anormalement lente dans la neurasthénie et anormalement rapide dans l'hystérie ; cela montre que dans ces maladies le rapport entre la quantité de fibrinogène du sang et celle de la fibrine est irrégulièrement anormal ; il en résulte que les processus d'oxydation se font anormalement dans ces névroses fonctionnelles. D'ailleurs chez les neurasthéniques on a constaté que malgré la teneur normale du sang en eau et en hémoglobine le sang veineux avait une couleur remarquablement claire ; la coagulabilité exagérée du sang chez les hystériques a été maintes fois signalée.

Ces constatations permettent de penser que les névroses fonctionnelles sont le résultat de troubles du processus d'oxydation.

Ce qui vient à l'appui de cette manière de voir c'est que l'hystérie se développe secondairement à des anomalies constitutionnelles de diverses sortes (chlorose, maladie de Basedow, diathèse arthritique) ; elle peut être encore due aux effets d'agents matériels, infectieux ou toxiques. Il semble donc vraisemblable que les soi-disant névroses fonctionnelles ne soient pas des maladies attaquant primitivement le système nerveux central; mais qu'elles représentent des complexus symptomatiques qui résultent des troubles primitifs des oxydations agissant sur le système nerveux; ces névroses, par leur nature, devraient être rapprochées de l'arthritisme, du diabète, de l'obésité; elles ressemblent par leur marche chronique entrecoupée d'exacerbations et de rémissions à ces affections diathésiques qui proviennent d'anomalies de la nutrition; quant à la cause qui, troublant d'une manière spécifique les processus d'oxydation, agit sur le système nerveux pour donner naissance aux névroses fonctionnelles, elle est totalement inconnue.

Cette digression nous a entraîné un peu loin de notre historique; revenons-y. Il semble qu'il faille faire remonter à Beard et Rockwell le premier cas de névrose intestinale 1871); plus tard, Leube et Richter en citent de nouveaux exemples.

Buckardt, Leyden insistent aussi sur ces phénomènes, mais en s'attardant surtout sur les phénomènes gastropathiques.

Trousseau dit quelques mots, à propos de son chapitre sur la dyspepsie, dans le tome III de ses cliniques médicales.

Grisolle aborde un peu ces faits dans sa description de la colique de plomb et dans celle de la colique sèche.

Jaccoud, dans le chapitre consacré à la gastro-entéralgie (tome II de son traité de médecine), se borne à décrire en quelques lignes l'entéralgie saturnine ou colique de plomb.

Dans le dictionnaire Jaccoud, à l'article intestin, il y a

quelques pages sur les maladies nerveuses pouvant se passer dans l'intestin.

Il n'y a absolument rien d'écrit sur cette matière dans les traités de Laveran et Teissier, le manuel de Dieulafoy, le traité de médecine de Bouchard-Brissaud et celui de Brouardel et Gilbert.

Dans le traité de pathologie interne de Eichhorst de Zurich, il y a une étude des états douloureux de l'intestin qui ne dépendent pas de lésions anatomiques de la paroi intestinale; il s'agit d'une souffrance purement nerveuse qui tantôt est due à des modifications particulières du contenu de l'intestin, tantôt est sous la dépendance d'une névrose primitive et essentielle, et cet auteur admet comme causes, la coprostase, la colique méconiale des nouveaux nés, les divers corps étrangers (calculs stercoraux ou biliaires, les ascarides, etc.), la colique venteuse, la colique toxique, plomb et cuivre, l'hypochondrie, l'hystérie, la neurasthénie et le tabès, les affections de l'utérus, des ovaires, du foie et des reins, l'arthritisme, la goutte, le diabète.

Ewald et Kussmarel décrivent ce qu'ils appellent l'inquiétude intestinale.

Plus près de nous, nous pouvons citer les travaux suivants et les noms de leurs auteurs : Pons (Th. Montpellier 1887, sur les coliques sèches); Federn (atonie intestinale et maladie de Basedow, Soc. méd. de Vienne, 6 avril 1888); Arndt (Constipation et nervosisme, Soc. méd. de Greifswald, 9 février 1890); Theimer (Névroses fonctionnelles, Prager méd. woch, 24 juin 1891); Mathieu (Dyspepsie nervo-motrice de l'intestin, Gazette des hôpitaux, 12 déc. 1891); Eybert (Des diarrhées névropathiques d'origine réflexe, Th. Lyon, janvier 1892); Stein (Névroses intestinales, Wiener méd. woch. 1892); André (Névroses intestinales, Gaz. heb., Paris, 17 déc. 1892); Cuffer (Atonie intestinale, Bulletin médical, 8 mai 1893); Putzer (Atonie intestinale neurasthénique (Berlin klin, Woch, 17 avril 1893); Potain (Enteralgie, Semaine médicale, 28 nov. 1894); Christopher (Indigestion intestinale, Gazette de thérapeutique, 16 mars 1896); Chalinet (Atonie de l'intestin grèle dans la neurasthénie, Journal des praticiens, 2 mai 1896): Dent (Des névroses intestinales, London médical society, 8 mars 1897); Mathieu (Traité des maladies de l'estomac et de l'intestin, 1901).

ÉTIOLOGIE

—

L'étiologie des névroses intestinales est assez complexe; nous avons vu plus haut que toute excitation mécanique, chimique pouvait produire des mouvements de l'intestin ; ce que la physiologie nous a enseigné, la clinique le ratifie. En effet, la présence dans l'intestin de substance ou de produits pouvant irriter par leur contact la sensibilité de l'intestin doit être notée au point de vue étiologique, c'est ainsi que la coprostase, un corps étranger quelconque, le méconium, un tœnia, un lombric, un calcul biliaire, un entérolithe, peuvent être le point de départ d'une névrose intestinale.

Non seulement les produits chimiques peuvent agir directement sur l'intestin, mais encore indirectement en circulant dans les vaisseaux et allant troubler ainsi les nerfs de l'intestin dans leurs fonctions par l'apport d'un sang vicié, impur à la nutrition de ces nerfs. C'est ce qui se voit dans l'intoxication par le plomb, le cuivre, le tabac, etc. Peut-être pourrait-on rapprocher de ces intoxications les manifestations névrosiques intestinales que l'on voit dans la phtisie et la maladie bronzée d'Addisson. En effet, il semble qu'il y ait là peut-être simplement un réveil de névrose sous l'influence bacillaire agissant ici non directement, mais indirectement.

Nous devons donner ici une grande place dans l'étiologie de ces névroses intestinales, à l'hystérie, à la neurasthénie, à l'hypochondrie, aux tabès, à la maladie de Reichmann. Et, de toutes ces affections, les deux qui revendiquent presque tous les cas de névroses intestinales sont l'hystérie et la neurasthénie. Quand on étudie tous les antécédents héréditaires ou personnels des malades au point de vue névropathique, on y retrouve, soit les mêmes névroses, soit des névroses ayant une parenté plus ou moins directe avec celles-ci, soit enfin des phénomènes d'intoxication ayant pu réveiller jusque là une névrose latente (alcoolisme, absinthisme, intoxication par le mercure, le plomb, l'oxyde de carbone, l'hydrogène sulfuré), soit enfin un traumatisme violent ou un choc moral intense. Ces manifestations sont d'autant plus à craindre qu'elles évoluent sur un terrain arthritique plus facilement prédisposé que d'autres aux névroses ; cela nous fait comprendre comment nous pouvons faire entrer dans le cadre des névroses intestinales, l'arthritisme et quelques maladies qui n'en sont qu'une dépendance, telles que la goutte, le diabète, l'obésité, etc.

En effet, l'arthritisme n'est autre chose qu'une déviation chronique et durable du type normal de la nutrition, aboutissant à son ralentissement ; l'organisme tout entier est ébranlé par cette perturbation, portant sur les échanges nutritifs qui, au commencement au moins, n'est pas assez forte pour détruire la vie d'un individu ; petit à petit l'organisme s'habitue à ce *modus vivendi ;* les cellules qui le composent s'altèrent peu à peu, et cette altération, persistant dans l'organisme, devient une habitude, une manière d'être, et, comme telle, se transmet par hérédité.

Disons en terminant quelques mots des causes réflexes pouvant agir sur les nerfs de l'intestin ; de celles-ci, les plus fréquentes sont celles provoquées par les affections de l'utérus, de la vessie et de la prostate. Nous en avons fini avec l'étiologie des névroses intestinales ; si nous voulons actuellement résumer les causes en un tableau simple, nous pouvons le dresser ainsi :

Causes mécaniques. — Coprostase, corps étranger, méconium, tœnia, etc.

Causes chimiques. — Plomb, cuivre, tabac, alcool, mercure.

Causes bacillaires. — Phtisie, maladie d'Addison, etc.

Causes névropathiques. — Hystérie, neurasthénie, tabés, hypochondrie, maladie de Basedow, maladie de Reichmann.

Causes diathésiques. — Arthritisme, goutte, diabète, obésité, etc.

Causes réflexes. — Utérus, vessie, prostate, etc.

SYMPTOMATOLOGIE

—

Les signes de ces affections névrosiques de l'intestin, sont essentiellement variables. D'abord, les manifestations peuvent être simples ou complexes, aller depuis la simple douleur jusqu'au météorisme le plus violent et jusqu'à des phénomènes d'ileus; d'autre part, les manifestations sont des plus variables non seulement suivant la cause qui les produit, mais suivant la personne sur laquelle elles se produisent. Il semble que l'étude de nombreuses observations pourrait nous faciliter notre tâche au point de vue des formes cliniques à décrire.

1re Oservation (Henrot).

Sous l'influence d'une préoccupation morale vive, une personne qui allait très régulièrement à la garde robe vit celle-ci se supprimer quoiqu'elle ait conservé l'habitude de s'y présenter chaque jour; la constipation devint opiniâtre; elle durait depuis plus de huit jours; elle avait résisté aux purgatifs pris par la bouche et par le rectum : le ventre était énormément distendu, lorsque survinrent des douleurs très vives dans l'abdomen; le malade ne pouvait marcher qu'en fléchissant très fortement le tronc et en le soutenant, pour ainsi dire, en se mettant les deux poings sur les hanches. Le hoquet, précurseur des vomissements se répétait à des intervalles de temps en temps plus rapprochés, un malaise indéfinissable s'était emparé du malade, sa figure était devenue d'une pâleur effrayante, les extrémités commençaient à se refroidir lorsque la débâcle arriva heureusement faire cesser nos angoisses.

2e Observation (personnelle).

C'est l'observation prise sur lui-même par un docteur, le Dr B..., fils d'arthritique (ou goutteux et ayant de la gravelle, mère ayant eu du diabète), est lui-même arthritique ; il présente, malgré son jeune âge, une obésité précoce et des migraines fréquentes en même temps qu'une calvitie notable ; le visage est coloré, le cou court ; il a plutôt une tendance congestive ; l'appétit est très notable, les digestions sont ordinairement faciles, les selles régulières.

De temps en temps à la suite d'une émotion morale, due à la clientèle, ou par suite d'un surmenage cérébral, il est pris d'une lassitude énorme avec courbature dans les jambes qui sont douloureuses à la pression ; en même temps les mouvements du dos s'accompagnent de douleurs plus ou moins violentes ; la pression au niveau des muscles des gouttières est elle-même également douloureuse ; la tête est lourde, vague, il y a quelques bruissements dans les oreilles ; en même temps que ces phénomènes se produisent, le docteur, pendant la marche voit se produire des phénomènes particuliers, il a une tendance lorsqu'il marche à aller de travers ; il sent une sorte de lourdeur cérébrale, le portant à aller se cogner contre les maisons ou à descendre invinciblement du trottoir ; il réagit et les phénomènes se passent. En même temps que ces phénomènes bizarres s'accomplissent, le malade est tourmenté par des envies fréquentes d'uriner, et il urine abondamment une urine claire très peu dense, ayant tous les caractères des urines nerveuses ; le malade, au réveil et cela tous les jours, se sent lassé, fatigué, courbaturé ; cela disparait dans la suite.

Ces phénomènes neurasthéniques existent depuis sa réception au titre de docteur, et vont en augmentant chaque fois que les fatigues du métier ou une préoccupation morale surgissent pour lui ; d'autre part, ayant été obligé de se faire opérer plusieurs fois, ces phénomènes ont augmenté ; et, est venue se surajouter une symptomatologie spéciale du côté des intestins se présentant toujours de la même manière et toujours dans les mêmes circonstances ; un ennui, une émotion, la préoccupation que lui donne un malade gravement atteint, la première visite à un nouveau client en sont toujours les causes occasionnelles : il sent l'abdomen se gonfler progressivement et lentement, en deux ou trois jours, pour arriver à ce moment-là au maximum de tension ; le gonflement est total et de moyenne intensité, il n'y a qu'un peu de gêne respiratoire et quelques palpitations. C'est un état agaçant plutôt que gênant ; les gaz par le haut viennent difficilement ; il en est de même par en bas ; les selles qui étaient jusque-là régulières et normales, diminuent progressivement de quantité et de qualité ; elles deviennent sèches, dures, et sont expulsées à la suite de petites douleurs, cet état dure 5 à 6 jours et, progressivement, va en s'atténuant ; le météorisme diminue ; les selles reprennent leur caractère normal, et, tout disparaît pour un certain temps, pour reparaître avec les mêmes causes occasionnelles : la notion d'un effet moral au début, ce fait que ces phénomènes s'atténuent sous l'influence de boissons aromatiques chaudes, de l'application de compresses chaudes sur l'abdomen et de la prise de Valérianate d'ammoniaque, prouvent bien l'origine nerveuse de ces phénomènes dépendant d'une neurasthénie développée sur un terrain arthritique.

3e Observation (personnelle).

Le nommé J..., couché lit n° 9, salle Jenner, à la Pitié (service de M. le professeur Jaccoud), est un gros obèse arthritique, entré dans le service le 4 mars 1901, pour un ballonnement du ventre, accompagné de douleurs ; l'alimentation est régulière, l'appétit est plutôt conservé souvent même accru ; les selles sont absolument régulières, bien moulées ; il y a une selle par jour et assez copieuse ; le hoquet est fréquent ; le malade insiste sur une sensation de poids aux mains et aux pieds ; les recherches faites au point de vue de la cause de ces phénomènes ont fait constater l'absence de goutte, de diabète, de saturnisme, d'obstruction intestinale, de neurasthénie ou autres affections nerveuses ; pensant à un tympanisme dépendant de mauvaise digestion, on donne les amers, l'eau de Vichy, les cachets absorbants, de la magnésie, de la craie préparée, etc. ; cela ne fait absolument rien ; des compresses chaudes mises sur l'abdomen soulagent un peu le malade, mais agissent bien peu sur le météorisme ; le charbon, les stimulants aromatiques n'agissent pas plus ; pensant alors à une atonie primitive de l'intestin, on donne de la noix vomique, cela ne fait rien : le malade étant un grand fumeur (8 pipes par jour) et chiqueur, on lui fait supprimer le tabac en même temps qu'on lui fait prendre de la belladone en pilules ; à partir de ce moment (est-ce la suppression du tabac ou est-ce sous l'influence de la belladone ?), le météorisme va en diminuant et les phénomènes disparurent au bout de 4 jours de cette médication. — Le malade est sorti au bout de 20 jours, guéri, en ayant affirmé que c'était la troisième fois que pareille chose lui arrivait.

4e Observation (personnelle).

Homme, 63 ans, goutteux, arthritique, obèse, travaillant depuis l'âge de 18 ans dans la musique, actuellement professeur de musique, travaille environ 10 à 11 heures par jour. Il est fort, bien constitué, vigoureux, légèrement obèse ; l'appétit a toujours été bon et plutôt fort que faible, les selles ont toujours été régulières bien qu'il y ait un peu de tendance à la constipation ; de temps en temps quelques poussées hémorrhoïdaires avec écoulement sanguin précédées de phénomènes de fluxion dans tout l'organisme ; il est goutteux depuis l'âge de 50 ans, mais à 45 ans il a eu une colique néphrétique ayant nécessité un traitement à Contrexéville ; la goutte est plutôt asthénique ; de temps en temps de faibles douleurs dans un gros orteil, de temps en temps dans les muscles du bras, aux lombes ; il y a deux ans il a présenté des douleurs de tête tenaces ayant duré plusieurs mois sans autre manifestation. Il se croyait perdu, atteint d'affection cérébrale, quand un simple badigeonnage de teinture d'iode au niveau du gros orteil en rappelant la goutte aux extrémités a fait disparaitre instantanément ces phénomènes ; le malade avait essayé tous les traitements auparavant sans aucun résultat.

Depuis la mort de sa femme, l'état nerveux, qui a toujours existé chez lui, a notablement augmenté ; celà est survenu en 1894 ; deux jours après cette mort, il a été pris brusquement de douleurs généralisées à tout l'abdomen avec gonflement subit et très notable du ventre ; la douleur était profonde, arrachant quelques plaintes légères au malade ; l'appétit était normal ; les selles ordinaires, les urines normales ; le facies était tiré, le malade avait une sensation de refroidissement surtout aux extrémités, le tout accompagné de nausées et de vomituritions ; céla durait vingt-quatre heures en moyenne ou deux jours, puis tout disparaissait aussi brusquement que cela était venu et à la suite pendant deux jours il y avait une émission d'urines claires très abondantes. Le traitement consistait toujours en purgatif léger, compresses chaudes sur l'abdomen et infusions tièdes aromatiques, le malade étant très susceptible aux médicaments et ne pouvant supporter la moindre petite dose de substance médicamenteuse, sans être pris d'urticaire intense ; les examens fréquents des urines, à part l'abondance de l'acide urique, n'ont jamais fait constater ni albuminurie, ni sucre ; le même malade qui est sujet à ces poussées nerveuses du côté de l'intestin a eu une fois une nouvelle manifestation intestinale, mais celle-ci précédée d'une manifestation bizarre du côté du foie pouvant se rapporter aux descriptions qui ont été faites du foie (en accordéon) des goutteux, à la suite d'une promenade en automobile et d'une chute de l'automobile dans un champ. Le choc moral ressenti a agi sur les phénomènes nerveux et il s'est produit les phénomènes suivants : deux heures après, le malade a été pris de douleurs violentes dans l'abdomen siégeant ici à l'hypochondre droit, avec sensation de tension, de malaise général avec tendances syncopales ; l'examen pratiqué par un médecin appelé immédiatement fit constater une augmentation de volume du foie dépassant les dernières côtes de cinq travers de doigt ; ce foie hypertrophié était douloureux partout ; la vésicule biliaire n'était pas distendue ; petit à petit l'abdomen est devenu uniformément douloureux en même temps qu'un météorisme général se présentait ; les phénomènes ci-dessus décrits se montrèrent alors; mais tout cela disparut *du jour au lendemain*, sous l'influence de compresses chaudes et de lavements froids, étonnant beaucoup le médecin, mais pas longtemps, car le soir même de la disparition de ces phénomènes hépatiques et intestinaux, le malade fut pris d'un accès de *goutte* franche aigüe qui dura 12 jours.

Nous venons de voir quelques types bien classés de phénomènes nerveux de l'intestin ; parfois les phénomènes revêtent au contraire les types de dyspepsie instestinale à forme douloureuse, c'est-à-dire que le malade ressent une véritable sensation douloureuse gastro-intestinale ou colique 3 ou 4 heures après le repas, ou dans la nuit vers minuit ou 2 heures du matin ; c'est une sensation de brûlure, de tortillement douloureux siégeant surtout à la partie moyenne de l'abdomen, au-dessus de l'ombilic, suivie ou non de diarrhée avec envies pressantes d'aller à la selle.

Sans entrer dans la description des diarrhées qui résultent de la peur et des émotions morales, nous donnerons ici quelques exemples de ces diarrhées dites nerveuses et à juste titre.

5e Observation (Nothnagel).

Homme de 30 ans, employé de banque depuis 6 ans, est sujet à une maladie particulière. Le matin surtout il éprouve des raideurs dans les jambes, une fatigue générale et sans cause, une sensation de courbature dans les cuisses et dans les jambes ; il a souvent des vertiges, et de la tendance à la mélancolie ; après le 1er déjeuner il est pris de besoin : la première selle est moulée, puis viennent des coliques ; le besoin se fait de nouveau sentir ; une deuxième selle plus liquide a lieu ; à partir de cela nouvelles évacuations se succédant à peu d'intervalle et de plus en plus liquides jusqu'à l'arrivée à son bureau ; là tous ces phénomènes se calment ; mais quand il veut sortir pour aller déjeuner, le besoin réapparait avec douleurs abdominales et coliques ; tout cela disparait quand le malade est arrivé au restaurant et qu'il est rassuré par le voisinage d'un water-closet tout près ; mais à peine a-t-il commencé à manger qu'il est obligé d'y courir ; à la suite, le repas s'achève sans incident ; pendant le trajet du restaurant au bureau, le malheureux est talonné par la même crainte et le même besoin ; parvenu de nouveau au bureau il est sauvé ; même scène et mêmes besoins au retour à la maison ; arrivé chez lui il est rassuré, il peut alors manger et boire en toute tranquillité ; il en est de même à la campagne.

6e Observation (Nothnagel).

Cette observation concerne une dame de 43 ans très nerveuse, surtout depuis l'âge de 40 ans, bien que la patiente ne présente aucun signe de ménopause ; autrefois elle était constipée, mais depuis 3 ans elle a des crises diarrhéiques survenant de la façon suivante : le matin, à son lever, elle éprouve une sensation de chaleur sur tout le corps ; elle a des vertiges, la tête lourde avec poussées de chaleur et de rougeur, de l'angoisse ; la respiration est gênée ; parfois il y a des palpitations ; au bout de quelques instants une selle a lieu, normale d'aspect ; tout sentiment de malaise a alors disparu ; dans l'espace de quelques heures, jusqu'à 10 heures environ, la même scène se renouvelle deux ou trois fois ; la malade est alors tranquille jusqu'à 5 heures du soir ; à ce moment surviennent deux nouvelles selles dans les mêmes conditions ; quelquefois il y a jusqu'à sept selles dans le courant de la journée ; rarement il n'y en a que trois en tout ; à la suite la malade va très bien.

Un degré de plus dans ces phénomènes et nous arrivons aux crises intestinales décrites surtout dans le tabès et la maladie de Basedow ; tantôt il s'agit surtout d'accidents gastro-intestinaux, l'entéralgie vient compliquer le tableau de la crise gastrique, à la douleur de l'estomac et aux vomissements s'ajoute une diarrhée abondante extrêmement fréquente avec des douleurs intestinales atroces : l'état général du malade est bien plus grave que dans la crise gastrique isolée, les traits s'altèrent. Le facies rappelle celui d'un cholérique, la voix s'éteint, les urines se suppriment, les extrémités se refroidissent et se cyanosent, le malade se plaint de crampes violentes ; tantôt la crise intestinale est surtout constituée par de la diarrhée sans grande douleur (Vulpian, Roger).

En elle-même, la diarrhée n'a rien de spécial ; elle est constituée par des matières fécaloïdes liquides ou semi liquides, brunâtres ou grisâtres ; cette diarrhée est peu abondante et elle est caractérisée plutôt par la grande fréquence de selles ; elle est fort peu douloureuse et, si le malade ressent des coliques, elles sont toujours peu intenses ; c'est une diarrhée qui vient sans cause ; elle apparaît brusquement sans qu'on puisse invoquer une influence physique ou morale et elle est très impérieuse. Enfin elle est persistante et rebelle à tous les agents médicamenteux ; sa disparition est aussi brusque que son apparition ; en général, les crises durent quelques jours et les intervales des accès sont marqués par une constipation opiniâtre ; parfois pourtant la diarrhée est permanente et peut durer deux, trois ou quatre ans et plus, sans s'interrompre.

A côté de ces crises de diarrhée d'origine nerveuse, nous pourrions citer les coliques sèches, la colique de plomb dont la description est faite partout et sur lesquelles nous n'avons pas à insister ; nous aimons mieux insister sur des manifestations moins connues. Nous voulons parler des manifestations décrites autrefois sous le nom d'ileus nerveux et que l'on n'admet plus aujourd'hui bien que des observations probantes (Jaccoud, Desnos, Ewald, Cherchewski et André) en aient fait connaître des cas typiques.

7e Observation (Jaccoud).

Traité de pathologie interne, p. 890, tome II.

En 1867, dit M. le professeur Jaccoud, je reçus dans mon service à l'hôpital Saint-Antoine une jeune femme atteinte d'hystérie convulsive ; au bout d'une quinzaine de jours cette malade fut prise de constipation complète et sans météorisme notable, elle se mit à vomir des matières stercorales, non pas les matières fécaloïdes de l'occlusion ordinaire, mais de véritables excréments condensés, solides, cylindriques, de couleur brune, d'odeur normale : il suffisait d'un coup d'œil pour être certain qu'ils provenaient du gros intestin. Connaissant l'esprit de supercherie des hystériques, sachant d'autre part que la physiologie n'admet pas les renversements de la valvule de Bauhin, j'établis autour de la malade une surveillance occulte ; mais il fallut se rendre à l'évidence, d'autant mieux que le troisième ou le quatrième jour un de ces vomissements eut lieu devant nous, le matin, à la visite ; les matières étaient semblables à celles des jours précédents, c'était des excréments purs et pour tout dire en un mot, c'était une défécation par la bouche ; je m'attendais à voir survenir l'état grave de l'occlusion intestinale ; il n'en fut rien ; ces vomissements survenaient une fois, deux fois au plus en 24 heures, et sauf le dégoût passager qui les suivait, l'état de la malade était satisfaisant ; elle mangeait comme d'habitude, les digestions étaient bonnes et pendant la durée de cette singulière attaque elle n'eut pas un seul accès convulsif ; le huitième jour mit fin à cette défécation buccale ; les matières reprirent leur cours naturel. Dix jours plus tard cette femme est prise de typhoïde grave, elle succombe dans le troisième septenaire et à l'autopsie nous trouvons les lésions ordinaires du typhus abdominal, mais rien, absolument rien qui puisse expliquer le renversement du cours des matières.

M. le Dr Desnos, à la Société médicale des Hôpitaux, le 27 novembre 1891, a cité le cas d'un jeune homme de 19 ans, épileptique, qui rendait par la bouche des matières moulées de consistance un peu molle, ayant l'aspect de matières ayant séjourné dans le gros intestin ; le malade racontait que ces évacuations buccales remontaient à 2 ans, après une chute d'un mur sur une branche d'arbre ; il avait été interné sept fois dans un asile d'aliénés.

Senaton a noté chez un tabétique tous les phénomènes d'une obstruction intestinale aigüe : tympanisme, vomissements fécaloïdes, arrêt complet des matières et des gaz.

Cherchewski, dans un travail paru dans la *Revue de médecine*, parle d'une névrose intestinale observée par lui chez un malade non hystérique occupant en Russie une haute situation, qui rendit par la bouche un gros boudin de matière fécale.

Enfin le docteur André a cité l'observation suivante.

8e Observation (André).

M. A..., fonctionnaire, 35 ans ; pas d'habitudes alcooliques, père mort d'une gastrite chronique ; il fut pris le 16 août 1890 d'une douleur instantanée dans tout l'abdomen ; trois ou quatre ans auparavant il avait éprouvé des douleurs tensives dans les deux hypochondres, à la base du thorax, après chaque repas. Au camp de Castres où il résidait en juillet 1890 en qualité d'officier de réserve, il éprouva une diarrhée très abondante, suivie d'une constipation opiniâtre ; les crises douloureuses se manifestèrent dès lors plusieurs fois par jour ; quelquefois elles duraient 24 heures et le malade se trouvait dans l'impossibilité d'évacuer les gaz et les matières intestinales ; les souffrances étaient horribles et on voyait alors se former des tumeurs gazeuses sur tout le pourtour du gros intestin ; la première tumeur apparut au niveau du foie et fut constatée par le Dr Cadène, médecin des hôpitaux, qui très surpris d'abord, appliqua un vésicatoire ; la tumeur disparut subitement et sembla se placer à gauche au grand étonnement du Dr Cadène. Cette période des fausses tumeurs dura quinze jours environ, l'amaigrissement devint extrême, la teinte générale de la peau devint presque bronzée surtout au niveau des cicatrices des vésicatoires ; avec le Dr Saint-Ange appelé en consultation nous émîmes l'hypothèse d'une maladie d'Addison possible ; l'anorexie était invincible, la constipation effrénée, ce qui rendit nécessaire l'administration des lavements électriques par le Dr Bedard agrégé de la Faculté ; les matières fécales expulsées ressemblaient, disait le malade a des bagues ; au moment des crises douloureuses les grognements intestinaux s'entendaient de très loin ; quant à ces crises, elles devinrent plus rares et se manifestèrent tous les vendredis ; plus tard elles apparaissaient tous les 25 du mois comme s'il avait existé quelque état suggestif inconnu ; les purgations : eau de Janos, huile de ricin, eau-de-vie allemande, calomel, n'ont jamais provoqué que des crises plus violentes ; depuis les premiers jours de décembre 1890 jusqu'au 20 mai 1891 M. Bedard employa l'électrisation intestinale ; le gavage, au moyen de la poudre de viande a été employé pendant plus d'un mois ; pendant deux crises du vendredi le malade eut des vomissements fécaloïdes ; tous les antispasmodiques, tous les purgatifs, tous les antiseptiques intestinaux ont été employés. L'analyse des urines, le 15 octobre 1890, mentionne des traces sensibles d'urobiline ; le foie examiné à plusieurs reprises était normal ; le rétablissement complet s'effectua vers le mois d'avril 1891 après 35 séances d'électrisation ; malgré des douleurs intolérables le malade n'a jamais cessé de lire et son esprit n'a jamais eu plus de lucidité ; comme stigmates hystériques j'ai constaté de l'anesthésie pharyngienne, une très grande émotivité (sa mère, morte du diabète, était très nerveuse) ; de l'hypoesthésie des deux bras et des névralgies faciales. A Vichy où quoique guéri, il était allé faire une cure, il eut un jour après une douche, une véritable crise de larmes : aujourd'hui le malade est très bien portant et a repris son service ; la teinte de la peau est normale.

Citons pour finir les quelques observations suivantes très résumées :

9e Observation (Cherchewski).

Revue de Médecine, tome III, p. 876, 1883.

Homme de 48 ans, très fort, robuste, ayant depuis 20 ans des crises de diarrhée paroxystiques, sans mélange de sang, avec douleurs soit sous les fausses côtes, soit au bas de l'abdomen avec météorisme surtout développé dans les parties supérieures de l'abdomen, et s'accompagnant de renvois fréquents inodores ; l'appétit est conservé et les selles sont régulières dans l'intervalle des crises ; le malade se plaint seulement de vertiges, de fréquents maux de tête, de faiblesse dans les jambes et particulièrement dans les genoux avec impossibilité de rester debout, ce qui provoque chez lui tout de suite une sensation désagréable de pesanteur dans l'abdomen ; il se plaint aussi de douleurs entre les omoplates et au niveau des reins, avec sensation de froid aux extrémités.

Ce malade est dans une position aisée ; à l'âge de 10 ans, la moindre émotion se répercutait sur l'intestin ; à 16 ans, cela disparut jusqu'à 30 ans ; en 1860, premières crises qui disparurent en quelques années ; en 1870, réapparition de crises plus violentes ; en 1875, crises syncopales à la suite d'émotions ; en 1877, crises avec prostration et phénomènes d'obstruction. Depuis, amélioration.

10e Observation (Cherchewsky).

M. K..., musicien, âgé de 42 ans, maigre, présentant depuis 1860 des phénomènes intestinaux caractérisés par de la constipation opiniâtre, du ballonnement du ventre avec douleurs et renvois ; cela durant 1 à 2 jours, disparaissant rapidement comme cela est venu et s'accompagnant à la suite de fatigue et d'insomnie.

Il apprend la musique dans son jeune âge ; à 19 ans, il a fini son éducation artistique ; en 1860, devant partir pour le service militaire, il est refusé et a à la suite de la diarrhée involontaire avec appétit conservé. Il devient violoncelliste, exerce sa profession, essaie de gagner sa vie ; il devient alors très impressionnable et présente fréquemment des coliques sans diarrhée avec ballonnement très notable, avec constipation pouvant durer 8 à 10 jours ; appétit bon ; hypochondrie notable ; du pays où il était, il revient à Paris et va bien pendant quelque temps, mais bientôt les phénomènes reparurent plus prononcés et accompagnés d'une faim de loup. Les renvois sont fréquents, bruyants, le ballonnement est généralisé ; il y a du ténesme anal avec besoins fréquents d'aller à la selle et émission de quelques gouttes de matière aqueuse ; ensuite, des coliques et des tranchées violentes dans la région ombilicale se manifestent ; vers la fin de la crise, il y a une évacuation abondante. Tout cela réapparut à différentes reprises, se compliquant plus tard d'insomnie, de cauchemars, de pollution, de tendances au suicide ; les matières fécales, semblables d'abord à des crottes de mouton, devenaient ensuite molles, sous forme de rubans, ou présentaient l'aspect de masses quasi liquides et menues.

11e Observation (Cherchewski).

O. P..., âgée de 27 ans, sujet depuis 11 ans a un catarrhe intestinal ; l'appétit est très capricieux ; il y a du ballonnement de l'estomac et de l'intestin, et de l'affaiblissement des fonctions intestinales, il y a des selles seulement tous les trois jours accompagnées de douleurs abdominales. — Cette jeune fille a présenté un développement intellectuel précoce ; dès sa plus tendre enfance, elle a eu un penchant très prononcé pour les lectures qui agissent sur son imagination en l'exaltant et en l'impressionnant vivement ; à 13 ans, elle commence à tousser, c'est une toux sèche, forte, presque aboyante, ne se présentant jamais la nuit et au repos ; cela dure un mois et revient deux mois après ; elle est paroxystique et intermittente, brusque dans son début et dans sa disparition ; elle n'existe jamais l'été ; à l'âge de 18 ans, elle a des soucis par diminution dans la fortune des parents ; elle voit tout en noir ; à la suite de cela elle est prise de ballonnement du ventre avec douleurs dans le dos au niveau des omoplates et des deux côtés de l'axe cérébro-spinal, les selles deviennent rares, cela se répète plusieurs fois, de façon irrégulière, intermittente; les matières fécales d'abord moulées deviennent rubanées, passées à la filière et diminuent progressivement ; l'appétit est bon, la langue belle; pas de renvois, pas de nausées, pas de vomissements ; plus tard, trois mois après, douleurs vives avec nausées, vomissements et besoin impérieux d'aller à la selle et évacuation liquide et peu abondante ; depuis les phénomènes se produisent toujours de la même façon.

12° Observation (personnelle).

Un cas un peu spécial observé par un de nos amis concerne une jeune femme névropathe prise de diarrhée dysentériforme, ayant l'aspect d'épinards en feuilles cuits, avec grumeaux jaunâtres graisseux, nageant au milieu. Les selles sont fréquentes, et s'accompagnent de douleurs abdominales et de ténesme ; cela dure un à deux jours ; l'appétit est bon, la langue magnifique ; l'état général satisfaisant ; il n'y a aucune tare organique si ce n'est que le père est rhumatisant, goutteux ; cette crise vient toujours dans les mêmes cas ; ou c'est un ennui dans la maison, ou bien c'est à la suite d'un reproche à sa bonne ; ou bien c'est parce que en se levant elle n'a pris la précaution de mettre rapidement un jupon. D'autres manifestations se montrent, c'est tantôt des accès de migraine fréquents, c'est de temps en temps une poussée de purpura revenant par les mêmes causes, produisant les phénomènes dysentériformes ; c'est de l'insomnie, avec cauchemars, des troubles dyspeptiques nerveux extrêmement nets, des palpitations, des sensations de cœur dilaté, des phénomènes douloureux à la nuque, à la région lombaire ; un phénomène encore bien curieux c'est que cette personne qui ne s'occupe pas de ses urines ou de ses selles, ne peut voir quelqu'un se diriger vers le water-closet, sans être immédiatement prise d'une envie irrésistible d'aller uriner ou d'aller à la selle : à part ces phénomènes nerveux, tout est négatif dans l'examen clinique de cette malade et, il semble qu'ici, nous soyons sur un terrain goutteux.

Dans l'entéralgie goutteuse le météorisme est habituel mais peut ne pas toujours exister (Lecorché). Murgrave dit, d'autre part, que dans la colique arthritique les douleurs sont souvent fixées dans une petite partie du bas ventre, principalement autour de l'ombilic, et, qu'elles sont habituellement accompagnées d'un sentiment d'oppression, comme d'une charge qui pèse sur la poitrine ; les coliques n'existent pas d'ordinaire seules ; elles coïncident avec d'autres troubles intestinaux, constipation, hémorrhoïdes, catarrhe dysentériforme, etc., ou bien avec des phénomènes nerveux généraux qui peuvent être regardés comme la conséquence, phénomènes sympathiques, comme disaient les anciens, retentissant sur la plupart des autres fonctions ; l'entéralgie goutteuse persiste avec une ténacité remarquable, résistant à tous les moyens ordinaires ; elle cède souvent avec rapidité à un traitement dirigé contre la maladie générale. Outre nos observations personnelles, nous allons en donner deux autres dues au Dr André :

13e Observation (André).

M. G. A..., 47 ans, fils de goutteux a éprouvé, à l'âge de 15 à 35 ans, des accès d'entéralgie revenant périodiquement tous les mois environ, durant 5 à 6 heures et se traduisant par une douleur d'abord sourde puis intense, insupportable et forçant le malade à se mettre au lit ; il calmait ses crampes intestinales en se couchant sur le ventre ; il n'existait pas de nausées et l'estomac était absolument étranger à la crise douloureuse, car le malade pouvait manger sans aggraver sensiblement la douleur ; la crise se terminait à 5 ou 6 heures du soir mais graduellement ; M. A... devint plus tard neurasthénique et hypochondriaque ; vers 36 ans, il eut un violent accès de colique néphrétique, mais alors sa névralgie intestinale avait complètement disparu ; plus tard il fut atteint d'un eczéma latéral des doigts et enfin, vers l'âge de 40 ans, il devint franchement goutteux.

14e Observation (André).

Le jeune L. P..., âgé de 12 ans, est issu d'un père diabétique et graveleux ; sa mère est herpétique ; sa grand'mère est très herpétique aussi et un de ses oncles qui a été traité par les professeurs Tombal et Grasset de Montpellier est un neurasthénique achevé. Lui-même, a présenté, vers l'âge de 4 ans, une coqueluche qui dura 4 mois et fut suivie d'entérite pendant 3 semaines ; il se plaint souvent de douleurs aux genoux et ses parents le considèrent comme un rhumatisant : c'est plutôt un candidat à la goutte.

Le 11 octobre 1892, il fut pris d'une entérocolite dysentériforme avec fièvre que je traitai par le calomel, le naphtol et le salicylate de bismuth ; le 13, à ma visite du matin, je constatai que son facies était contracté par la douleur et sa mère m'apprit que depuis la veille, il avait présenté deux crises de coliques épouvantables pendant lesquelles il poussait de véritables hurlements ; le ventre était excavé, les cuisses fléchies et cela avait si bien les apparences d'une colique de plomb, que je fis une enquête à ce sujet, mais en vain. Pendant 4 jours, ces crises se succédèrent avec une violence extraordinaire, tandis que l'entérite et la fièvre au contraire disparaissaient ; la pommade belladonée, le collodion, les lavements laudanisés, l'extrait thébaique, tout cela resta inactif ; le cinquième jour, je prescrivis une potion avec 3 grammes de chloral et les crises cessèrent comme par enchantement pour ne plus revenir. De par l'hérédité, de par ces phénomènes de névralgie intestinale, je considère cet enfant comme un futur goutteux.

D'après ces nombreuses observations, nous pouvons voir combien la symptomatologie des névroses est variée ; aussi, une symptomatologie vraie au fond, ne peut exister ; ce sont différentes manifestations variables dans leur nature, leur diversité d'aspect et l'intensité de leurs réactions, qui se rapprochent cependant toutes par un seul point, c'est qu'elles portent en elles une sorte de cachet qui les fait reconnaître pour être une manifestation de nature purement nerveuse et surtout fonctionnelle. En effet, si nous allons du simple au composé, que voyons-nous? Parfois un simple ballonnement abdominal légèrement douloureux; parfois, au contraire, ce sont des crises extrêmement douloureuses sans autres phénomènes; parfois ce sont des crises de diarrhée plus ou moins intenses avec ou sans douleurs, pouvant dans certains cas prendre les caractères de la diarrhée dysentériforme; parfois, au contraire, ce sont des phénomènes d'obstruction intestinale, d'iléus nerveux des anciens, etc., etc.; parfois enfin, dans le cas de corps étranger ou de vers, ce sont du côté de l'abdomen, des sensations douloureuses variées (pesanteur, pincement, douleurs térébrantes, mouvements de reptation, sensation d'une boule qui se déplace par les mouvements du corps, de la gastralgie, des coliques sourdes ou violentes). Ces douleurs ont leur siège dans différentes parties du ventre, dans les flancs, dans la région ombilicale et même à l'épigastre : elles sont fixes ou mobiles, plus ou moins fortes, souvent intermittentes, ne se produisant en général que vers l'heure des repas, puis disparaissent de nouveau. Certains malades éprouvent une inappétence absolue; d'autres, au contraire, une boulimie intense; chez d'autres on observe de la salivation, des nausées, des vomiturations et même des vomissements glaireux, surtout le matin; la dyspepsie flatulente et le tympanisme ne sont pas rares. Cette situation peut se prolonger assez longtemps sans que la nutrition soit sérieusement compromise; il n'est pas rare cependant de voir les malades, ceux-mêmes qui sont doués de l'appétit le plus vorace, s'amaigrir, s'anémier, dépérir et tomber dans un état cachectique particulier qui se reconnaît à la teinte terreuse et plombée du visage en même temps qu'à une apathie extrême tant physique qu'intellectuelle.

PRONOSTIC

Un point bien particulier de toutes ces névroses intestinales c'est la bénignité dans leur pronostic ; autant parfois les allures du début pourraient faire soupçonner quelque chose de grave surtout sur une personne non prévenue, autant la terminaison est bénigne le plus souvent : il n'en est pas toujours ainsi et certaines névroses intestinales, quand elles sont répétées, peuvent entraîner parfois un état de cachexie accompagné d'hypochondrie pouvant, dans certains cas, faire égarer le diagnostic.

DIAGNOSTIC

Celui-ci est déjà assez difficile par lui-même ; rien de plus délicat, de plus ardu, rien qui exige plus la sagacité du clinicien que le diagnostic de névrose intestinale ; naturellement, quand on connaît le malade, qu'on a pu apprécier son état nerveux et que l'on a assisté et cela plusieurs fois, aux manifestations de la névrose intestinale, et qu'on a pu voir son début brusque et son retrait brusque, le diagnostic est facile ; mais, quand on voit, pour la première fois, le malade, le plus souvent on ne sait à quoi on a affaire. Il est nécessaire de bien l'interroger afin de connaître ses antécédents héréditaires et personnels ; de lui faire préciser le mode de début de la maladie et de rechercher la cause vraisemblable qui a pu être le primum movens de l'affection. Il faut bien examiner tous les organes et ce n'est qu'après un examen approfondi que l'on peut arriver à poser un diagnostic plus ou moins ferme.

MARCHE

Nous ne dirons qu'un mot de la marche, c'est celle des névroses, venant à n'importe quel moment et disparaissant de même ; elle est irrégulière, intermittente, venant par crises, pouvant durer 24 à 48 heures ou 5 à 6 jours et plus ; pouvant se suivre à courts intervalles ou à intervalles plus ou moins éloignés ; pouvant revenir parfois certains jours, toujours les mêmes, ou à certaine époque du mois ; pouvant se présenter toujours de la même manière ou se métamorphoser en d'autres manifestations ; pouvant laisser à la suite, surtout quand elles se répètent souvent, un état de fatigue, d'asthénie accompagné d'idées noires, mélancoliques, hypochondriaques.

TRAITEMENT

Il est un point intéressant à noter : c'est l'influence très notable de la chaleur, à l'intérieur comme à l'extérieur (boissons aromatiques très chaudes, linges chauds sur l'abdomen en permanence).

Les purgatifs seront évités autant que possible, car ils peuvent occasionner des crises plus violentes. Cependant si la douleur coïncide avec la constipation, on aura recours à la belladone, qui présente contrairement à l'opium et à ses dérivés, des propriétés laxatives nettement accusées.

Si l'on soupçonne une manifestation goutteuse intestinale, les boissons chaudes et les compresses feront bien souvent les frais du traitement.

On rappellera la goutte au gros orteil (4e observ.) par un simple badigeonnage à la teinture d'iode. Dans l'intervalle des crises, le traitement général devra être institué.

Chez les névropathes, il sera utile de donner des calmants généraux du système nerveux : le valérianate d'ammoniaque et le bromure de potassium.

L'électrisation pourra donner aussi de bons résultats (8e observ.). Elle sera d'autant plus volontiers employée qu'elle peut fournir des moyens d'exciter l'intestin en cas d'atonie marquée.

Rappelons aussi l'hydrothérapie froide préconisée par Cherchewsky.

Enfin, comme complément nécessaire, on devra supprimer la cause occasionelle de ces manifestations nerveuses. On sait combien les émotions vives, les chagrins ont d'influence sur le fonctionnement de l'appareil digestif, de l'intestin plus encore que de l'estomac. Il sera d'une importance capitale de supprimer le surmenage physique ou intellectuel, car ces formes de névroses s'observent presque exclusivement chez des personnes adonnées aux travaux de l'esprit ou ayant à porter une lourde responsabilité.

CONCLUSIONS

1° Les causes des névroses intestinales sont les suivantes :

Causes mécaniques. — Coprostase, corps étranger, méconium, sable intestinal, vers.

Causes chimiques. — Plomb, cuivre, tabac, alcool, mercure.

Causes bacillaires. — Phtisie, maladie d'Addison.

Causes névropathiques. — De beaucoup les plus fréquentes : hystérie, neurasthénie, tabès, hypochondrie, maladie de Basedow, maladie de Reichmann.

Causes diathésiques. — Arthritisme, goutte, diabète, obésité.

Causes réflexes. — Utérus, vessie, prostate.

2° Les trois grandes causes étant surtout l'hystérie, la neurasthénie et la goutte, les névroses intestinales se voient plutôt en ville qu'à l'hôpital.

3° Les manifestations des névroses intestinales sont essentiellement variables dans leur nature, leur diversité d'aspect et l'intensité de leurs réactions.

4° Le pronostic est *ordinairement* bénin.

5° La marche est irrégulière, variable, intermittente, la maladie venant par crises.

6° La pathogénie est essentiellement complexe, processus d'oxydation, se faisant anormalement dans les névroses, phénomènes d'auto-intoxication résultant du ralentissement de la nutrition et pouvant donner lieu à des troubles dynamiques du système nerveux intestinal avec ?? ou sans altérations du côté des nerfs de l'intestin.

Il semble donc vraisemblable que ces névroses fonctionnelles intestinales, pas plus que toutes les autres névroses fonctionnelles ne sont pas des maladies attaquant primitivement le système nerveux central mais qu'elles représentent des complexus symptomatiques qui résultent des troubles primitifs des oxydations agissant sur le système nerveux.

Quant à la cause qui, troublant d'une manière spécifique le processus d'oxydation, agit sur le système nerveux pour donner naissance aux névroses fonctionnelles, elle est totalement inconnue.

BIBLIOGRAPHIE

—

Cherchewski. — Névroses intestinales (R. de Médecine, p. 876, 1883).

Erhmann. — Innervation de l'intestin grêle (Wien Med. Jahrb. Keft, 1, p. 111, 1885).

Pons. — Coliques sèches (Thèse Montpellier, nº 45, 1887).

Leven. — Goutte et syst. nerveux (Bull. méd., p. 524, 1888).

Federn. — Atonie intestinale et maladie de Basedow (Soc. de Méd. de Vienne, 6 avril 1888).

Arndt. — Constipation et nervosisme (Soc. Med. de Greifswald, 9 février 1890).

Lemoine et **Huyghes.** — Considérations sur l'arthritisme dans ses rapports avec le nervosisme (Gaz. médicale de Paris, 21 février 1891).

Theimer.— Névroses fonctionnelles (Pragen Med Woch, 24 juin 1891).

Mathieu. — Dyspepsie nervo-motrice de l'intestin (Gaz. des Hôpitaux, 12 déc. 1891).

Eybert. — Des diarrhées névropathiques d'origine réflexe (Thèse Lyon, janv. 1892).

Goodhardt. — Elément névrosique dans la maladie (Lancet, 16 janvier 1892).

Stein. — Contribution à l'étude des névroses intestinales (Wiener Med. Woch, 1892).

André. — Névroses de l'intestin (Gaz. hebd. de Paris, 17 déc. 1892).

Morat. — Innervation de l'intestin (Arch. de physiologie, p. 142, janvier 1893).

Cuffer. — Atonie intestinale (Bull. méd., 8 mars 1893).

Putzer. — Atonie gastro-intestinale neurasthénique (Berlin Klin Woch, 17 avril 1893).

Satorraphos. — Arthritisme et diathèse (Progrès médical, 21 oct. 1893).

Martelius. — Neurasthénie et arthritisme (Journal des praticiens, p. 103, 1894).

Grutzner. — Physiologie des mouvements de l'intestin (Deutsch Med Woch, 29 nov. 1894).

Pal. — Innervation de l'intestin (Bull. méd., p. 249, 1894).

Potain. — Entéralgie (Sem. Méd., 28 nov. 1894).

Verhoogen. — Tympanisme et météorisme abd. chez les hystériques (Mercredi Med., 20 octobre 1895).

Obersteiner. — Névroses fonctionnelles (Bull. méd., p. 281, 1895).

Hallion et Franck. — Recherches sur l'innervation vaso-motrice de l'intestin (Arch. de Physiologie, 1896, page 479).

Christopher. — Indigestion intestinale (Gazette de Thérapeutique, 16 mars 1896).

Chalinet. — Atonie de l'intestin grèle dans la neurasthénie (Journal des Praticiens, 2 mai 1896).

Courtade et Guyon. — Action du grand sympathique sur intestin grèle (Soc. de Biologie, 5 déc. 1896).

— Infl. motrice dum grand sypathique sur intestin grèle (Arch. de Physiologie, p. 422, 1897) ; et sur gros intestin (Arch. de phys., 1897, p. 880).

Dent. — Des névroses intestinales (London, Med, Society, 8 mars 1897).

Duclos. — Inertie intestinale (Journ. des Praticiens, 20 mars 1897).

Biernacki. — Pathogénie des névroses fonctionnelles (Bull. médical, p. 318, 1898).

Traité de Physiologie de Langlois et Varigny, Hédon et Morat.

Traité de Pathologie interne d'Eichorst ; de Jaccoud (t. tome II, p. 890) ; Lecorché (Traité de la goutte).

Grande Imprimerie de Blois, 2, rue Haute. X 5148

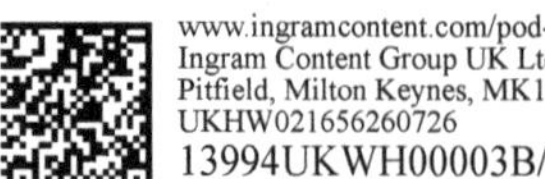
www.ingramcontent.com/pod-product-compliance
Ingram Content Group UK Ltd.
Pitfield, Milton Keynes, MK11 3LW, UK
UKHW021656260726
13994UKWH00003B/1486